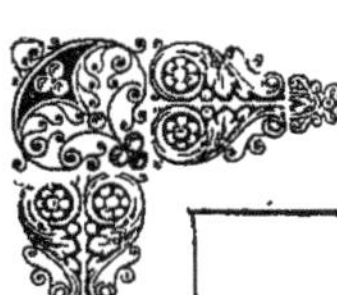
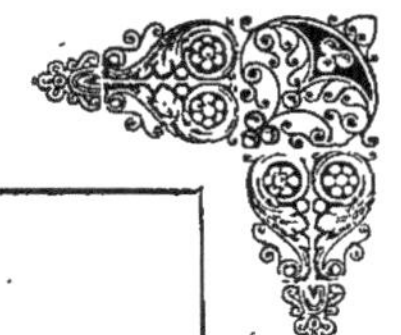

MONOGRAPHIE

DE

LA PUPILLE ARTIFICIELLE,

suivie :

DE LA DESCRIPTION

D'UNE OPÉRATION NOUVELLE

QUI A POUR BUT

LA DISTENSION PERMANENTE DE LA PUPILLE ;

PAR A. GUÉPIN,
PROFESSEUR A L'ÉCOLE DE MÉDECINE DE NANTES.

Utilitati.

Nantes,

PROSPER SEBIRE, LIBRAIRE, PLACE DU PILORI, 5.

1841.

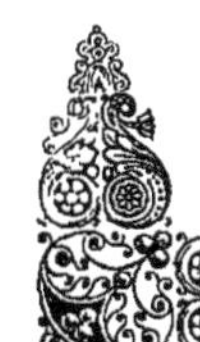
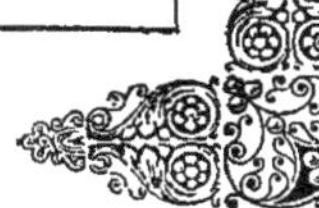

Dans le double but d'alimenter nos études et de rendre à la société quelques-uns des services que l'on a droit d'attendre de ceux qui cultivent les professions libérales, nous avons fondé à nos frais, dans la ville de Nantes, un dispensaire ophthalmologique, auquel, d'après notre registre de statistique, l'on serait porté à croire que plus de mille malades demanderont désormais, chaque année, la guérison de leurs infirmités. La position exceptionnelle que nous nous sommes faite dans une ville secondaire, puisque Nantes ne compte qu'environ 80,000 âmes, nous a paru un titre suffisant pour adresser de temps à autre, à nos confrérés, le résultat de nos travaux, désireux que nous sommes de recevoir des échanges.

La brochure que nous publions aujourd'hui se compose de deux mémoires : l'un sur la pupille artificielle, déjà vieux car tout vieillit si vite à notre époque), daté du 14 août 1840, jour où il fut lu à la Section de Médecine de la Société Académique de la Loire-Inférieure. S'il n'a point paru plus tôt, c'est qu'il appartenait au *Journal de Médecine* de notre Société, et ne pouvait anticiper sur le rang des mémoires lus antérieurement. Le second écrit, et publié pendant que le premier se trouvait à l'impression, a trait à une opération que nous croyons *toute nouvelle*, qui a pour but de distendre la pupille jusqu'au bord de la cornée, et de maintenir cette distension d'une manière permanente, de telle façon que cette pupille, devenue elliptique, se trouve en grande partie en face d'une portion transparente de la cornée, et que l'on puisse ainsi, mieux que par la pupille artificielle, obvier à la plupart des leucoma.

Nous espérons publier, à la suite de cette brochure, quelques autres mémoires soit sur un nouveau procédé de kératonyxis applicable aux cataractes molles, qui vient d'obtenir le succès le plus complet sur les deux yeux d'un aveugle-né; soit encore sur les effets de la lumière sur l'œil : question vaste qui comprend l'étude de la réflexion et de la réfraction des rayons lumineux dans les divers milieux de l'organe visuel, soit sain, soit malade, et l'examen sévère des diverses aberrations de la vue. Nous reconnaissons toute notre insuffisance pour traiter ce sujet d'une manière complète ; mais nous avons la certitude d'intéresser nos lecteurs par les observations curieuses que nous avons consignées dans cet écrit.

Si nous trouvons, comme nous l'espérons, chez nos confrères, cette indulgence et cette bienveillance qui encouragent, nous y répondrons par des communications ultérieures, la pratique d'une spécialité dans une contrée spéciale ayant nécessairement sa physionomie particulière. Nous supposons d'ailleurs que, parmi les hommes de l'art, il en est quelques-uns qui seront curieux d'apprendre pour quels motifs un praticien qui obtient des succès, se sert exclusivement, depuis deux ans, de couteaux longs, étroits et concaves sur le tranchant dans l'opération de la cataracte; pourquoi, loin de céder à la mode, nous avons abandonné comme méthode générale l'abaissement pour l'extraction; pour-

quoi nous n'avons, depuis huit ans, dans *aucun cas*
de maladie du sac lacrymal, fut-elle fistulente, ni employé la canule de Dupuytren, ni eu recours à aucune
opération, de quel traitement nous faisons usage dans
la chute de la paupière supérieure et dans le renverse-
ment de la paupière inférieure, quels inconvénients ou
quelle infériorité nous avons pu trouver dans l'emploi
du nitrate d'argent pour en restreindre l'usage ou le
supprimer complétement dans le traitement d'un grand
nombre d'affections de la conjonctive et de la cornée.
Nous pouvons supposer encore que beaucoup de confrères seront curieux d'apprendre dans quels cas nous
avons pu guérir la cataracte sans opération, et dans
quelles circonstances nous avons triomphé, plus ou
moins complétement des maladies confondues sous le
nom d'amaurose; si, enfin, nous faisons encore un fré-
quent usage du galvanisme que, dans un mémoire publié
en 1835, sous le titre de Lettre à Ribes de Montpellier,
nous disions avoir employé, soit directement, soit sous
nos yeux, par nos préparateurs, environ 1200 fois en
deux années dans un grand nombre d'affections, et
spécialement dans quelques maladies de l'organe visuel. (1)

S'il n'y a que routine et qu'empirisme dans les spé-
cialités auxquelles on arrive par des études exclusivement spéciales, convenons aussi que ces études sont
une ressource puissante pour la science envisagée
même au point de vue le plus élevé. Quelques hasards
heureux permettent-ils, par exemple, de voir la séreuse
de l'intérieur de l'œil dans la multiplicité si variée des

---

(1) Ce mémoire, comme on le voit par sa date, est bien anté-
rieur aux études qui ont été publiées depuis peu, et dans lesquelles il n'est pas mentionné, probablement parce qu'il aura passé inaperçu des maîtres de la science. Cependant, nous n'avons
rien vu dans les études postérieures qui ne se trouvât dans la
nôtre.

états que produit la cessation de la vie normale , ce qui est vrai de cette séreuse si minime qu'elle soit l'étant aussi des autres qu'elles tapissent de grandes cavités, des articulations, ou forment des manchons lubréfiants à des tendons souvent actifs, l'histoire des altérations morbides de la membrane placée devant le cristallin , pourra offrir de l'intérêt; même aux hommes préoccupés de science générale, et dire ce qui se passe là où la vue n'a pu encore surprendre les mystères de l'économie souffrante.

On nous pardonnera cette préface bien longue pour deux très-petits mémoires, en songeant qu'il pouvait nous paraître utile de faire comprendre le but de nos travaux et la direction habituelle de nos pensées à ceux qui pourront trouver le loisir de les lire en entier, et qui désireraient recevoir nos publications ultérieures.

Nantes, le 24 janvier 1841.

A. GUÉPIN, *Professeur à l'École secondaire de Médecine.*

MONOGRAPHIE

DE

LA PUPILLE ARTIFICIELLLE.

Examen historique des procédés opératoires proposés pour la pupille artificielle, et des opinions émises sur ce sujet par les principaux chirurgiens.

Parmi les personnes privées de la vue, il en est un grand nombre dont le nerf oculaire est en bon état, et qui doivent leur cécité, soit à une occlusion congéniale et plus souvent accidentelle de la pupille, soit aux fausses membranes et aux cataractes secondaires qui succèdent trop souvent à l'extraction ou à l'abaissement du cristallin, soit encore à des leucoma placés devant la prunelle, circonstances fâcheuses que compliquent trop fréquemment des iritis chroniques, des synechies soit antérieures soit postérieures, quelquefois même le staphylome de la cornée ou son adhérence à l'iris.

Trop long-temps la chirurgie fût impuissante contre ces accidents divers, et les opérations des yeux étaient déjà perfectionnées , lorsque Guillaume Cheselden imagina d'ouvrir à travers l'iris un passage aux rayons lumineux , et de remplacer ainsi la pupille naturelle. Ce grand chirurgien dont la science et l'humanité conserveront à jamais le souvenir, introduisait dans l'œil, par la sclérotique qu'il coupait à une demi-ligne de la cornée , un couteau à lame très-étroite, avec lequel il taillait une ouverture pupillaire, très-près de la grande circonférence de l'iris. Ce procédé est certainement l'un des meilleurs, mais il est difficile à employer, si l'œil est un peu mobile ; on ne peut y recourir commodément pour faire une pupille au côté interne de l'œil , il entraîne comme conséquence , le danger de blesser les procès ciliaires , et l'impossibilité de voir la pointe de son instrument avant qu'elle ait transpercé l'iris. On pourrait le perfectionner et le rendre plus facile, en se servant d'un couteau courbé sur le plat; mais plusieurs de ses inconvénients subsisteraient encore ; aussi est-ce avec raison que Mauchard proposa de pénétrer par la cornée au lieu de pénétrer par la sclérotique, comme Guillaume Cheselden. Mais, faut-il avec Mauchard, considérer comme des opérations de pupille artificielle la section ou la déchirure des fausses membranes qui produisent si souvent l'atrésie, lorsque l'on ne fait en réalité que nettoyer le passage naturel des rayons lumineux par leur section ou leur déchirure, opération simple, facile , que nous avons mainte fois pratiquée , et pour laquelle il convient de pénétrer par la cornée ? Faut-il aussi accorder une grande confiance à un auteur qui se trompe à ce point d'avancer que les pupilles artificielles n'ont aucune mobilité, probablement parce qu'il n'en avait jamais pratiqué qu'une ou deux ?

Samuel Sharp, dont le nom rappelle de beaux travaux ophtalmologiques , voulait que, pour parer aux inconvénients de l'atrésie, l'on se servît du couteau de Cheselden ; mais il n'admettait l'ouverture de la pupille naturelle que dans le cas d'absence de cataracte du cristallin , regardant la pupille artificielle comme nécessaire, s'il y avait opacité de cet organe. Il conseillait aussi de pénétrer par la sclérotique, c'est-à-dire d'arrière en avant, comme pour procéder à une dépression. Présentée à tort comme générale, cette méthode nous paraît difficilement applicable à la majorité des cas. Comment décider, en effet, d'une manière sûre, avant l'opération qu'il y a ou qu'il n'y a pas cataracte du cristallin ; comment ensuite pratiquer aisément la section de l'iris d'arrière en avant, s'il y a synécie antérieure ? Est-il rationnel d'enfoncer un couteau dans l'œil sans avoir décidé préalablement ce que l'on veut faire, et seulement avec l'idée vague de le promener selon les cas de la pupille au grand cercle de l'iris ? Comment nous étonner, après cela, que Sharp juge le résultat de l'opération de la pupille artificielle comme très-douteux, n'est-il pas évident qu'il a dû nécessairement à sa mauvaise pratique les nombreux insuccès de ses opérations.

Sprœgel et Meiners, que la série chronologique place après Sharp dans l'histoire de la pupille artificielle, signalèrent au monde savant des opérations pratiquées pour détruire la persistance de la membrane pupillaire.

Sans prétendre nier la persistance de cette membrane, nous devons faire remarquer qu'il importe d'étudier avec soin les faits qui peuvent éclairer cette question. Dans une pratique de dix années, pendant laquelle nous avons observé les cas les plus rares, par exemple, l'absence congéniale des yeux, nous n'avons jamais pu constater la persistance de la membrane pupillaire. Constamment, en rappelant les circonstances commémoratives, il nous a été facile de reconnaître qu'il y avait eu iritis dans les premières années de la vie, et quelquefois adhérence de l'iris à la séreuse placée devant le cristallin. Dernièrement, encore nous nous sommes assuré de ce fait pour deux enfants qui nous ont été présentés. L'un d'eux demeure à Nantes, chez un forgeron, derrière la Sécherie, et tous nos confrères pourront s'en convaincre comme nous.

Le danger des blessures de l'iris avait été singulièrement exagéré par quelques auteurs, notamment par Sharp ; Daviel, à son tour, exagéra beaucoup dans un sens opposé, sans établir, comme il eût dû le faire, la distinction qui doit exister entre les plaies qui atteignent le grand cercle artériel de l'iris ou des parties malades , et celles qui les épargnent. Mais de nombreuses observations , publiées en Angleterre, en France , en Italie , ne tardèrent pas à éclairer convenablement ce point très-important de chirurgie occulaire.

Notre science si positive a cependant , aux jours de sa formation, ses moments de doute et d'incertitude qui rappellent les sciences morales et psycologiques, ce qui tient constamment à l'imperfection des descriptions données par les auteurs de méthodes ou de procédés opératoires. Tandis que tous décidaient et préconisaient de pratiquer la pupille en pénétrant par le sclérotique, O'Halloran répéta de nouveau qu'il est mieux de passer par la cornée, et bientôt Joseph Warner vint après lui conseiller de ne rien faire, proscrivant ainsi une opération qui peut, deux fois sur trois, améliorer beaucoup l'état des aveugles ; tant sont grandes et inexplicables parfois les aberrations des meilleurs esprits.

Guérin, Janin, Wessenborn, Pellier , s'efforcèrent à leur tour, en prenant rang dans le monde chirurgical , de perfectionner l'opération inventée par Cheselden. Guérin fendait l'iris en croix pour maintenir la persistance de l'ouverture pupillaire, méthode difficile, pour ne pas dire impossible, quand il s'agit de pratiquer la seconde des incisions. Au besoin, il coupait avec des ciseaux les angles de l'incision, ce qui était plus mauvais encore et devait présenter d'énormes difficultés, lorsque les yeux étaient mobiles. Il savait, du reste , que l'iris peut facilement se décoller, fait important qu'il a consigné dans son ouvrage , et qui, plus tard, a donné naissance à un procédé nouveau. Janin, voulant obvier à la trop facile réunion des bords des pupilles

artificielles, employa des sections faites avec des ciseaux, et varia son procédé. On cite de lui un cas de
hardiesse téméraire qui fut couronné de succès. Nous
avouerons que c'est après avoir lu cette observation cu-
rieuse dans laquelle Janin se joua des difficultés les
plus grandes, que nous avons osé, un jour, ouvrir un
œil plein de pus grumeleux, pour lui donner issue, et
pratiquer, séance tenante, une pupille artificielle nécessaire pour obvier à l'opacité de la cornée de notre
malade. L'on nous pardonnera d'ajouter que notre aide,
M. Lemoign, aujourd'hui ingénieur civil, s'étant éva-
noui pendant l'opération, nous fûmes privé de tout se-
cours au moment le plus difficile. Aussi heureux que
le malade de Janin, notre opéré a été délivré de douleurs atroces, et sa pupille nouvelle lui permet de se
conduire. (Voyez l'œil n.° 4 de notre planche.)

Pellier se servait de la méthode de Janin; mais il
avait imaginé, lorsque c'était une tache de la cornée
qui nécessitait la pupille artificielle, d'augmenter, par
deux sections, la pupille naturelle. L'idée était bonne;
malheureusement, son procédé opératoire ne mérite pas
le même éloge.

Nous n'avons à citer ni Chopart, ni Dessault, ni
Dussaussoy, pour l'opération qui nous occupe; arrivons
donc à Wenzel et à Kortum : Wenzel employait, pour
l'excision, un procédé bien simple; il pénétrait dans l'œil
avec un couteau à cataracte, traversait l'iris une première fois, puis une seconde, traversait la cornée une
deuxième fois comme dans l'opération de la cataracte, et
coupait devant lui; puis, il soulevait le lambeau de la
cornée et détachait avec des ciseaux le lambeau de
l'iris. Ce procédé est facile, souvent applicable; mais
il a le grave inconvénient de donner lieu à un trop
grand écoulement de sang. Il est vrai que l'on peut, un
quart d'heure après l'opération, enlever le caillot qui se
serait formé comme nous l'avons fait nous-mêmes en
pareille circonstance. (OEil n.° 2.) Faut-il profiter de
cette opération, quand elle a été bien faite pour extraire

immédiatement le cristallin, s'il est opaque, et suivre en cela le précepte de Wenzel, ou faut-il remettre cette extraction à une opération nouvelle? Les avis sont partagés : nous pensons personnellement qu'il ne peut y avoir, à cet égard, de règle absolue. Si la première opération n'avait entraîné aucun écoulement considérable des humeurs, aucun événement insolite, et si le cristallin nous paraissait facile à enlever, nous tenterions immédiatement l'opération; dans le cas contraire, nous l'ajournerions, surtout si le cristallin était adhérent. Est-il, en effet, un seul oculiste qui n'ait remarqué quelquefois, dans la pratique, l'inconvénient de vider une partie de l'œil dans l'opération de la cataracte par extraction, et le danger d'introduire de l'air dans cet organe après une plaie faite à l'iris.

Kortum connaissait la possibilité des pupilles accidentelles par décollement de l'iris; mais il n'a pas su tirer parti de ce fait. Le même praticien conseillait de faire à l'iris une fente longitudinale, lorsqu'il n'y avait pas synéchie; mais il voulait que l'on évitât de toucher à la capsule du cristallin. — Ce précepte n'est convenable qu'autant que la capsule du cristallin et le cristallin lui-même ne seraient pas opaques; mais nous croyons avec lui que, dans les cas de synéchie, soit antérieure, soit même postérieure, il faut plus qu'une simple incision pour produire une pupille artificielle.

Sabattier s'occupa peu de l'opération qui fait le sujet de cette étude; cependant, ce fut lui qui donna le précepte et l'exemple de soulever l'iris avec des pinces érignes pour couper ensuite avec des ciseaux plats la partie soulevée; méthode excellente, si elle n'était, comme celle de Wenzel, d'un emploi difficile dans la pratique, et si l'on n'avait à craindre de faire écouler une trop grande quantité des humeurs de l'œil, ou d'y introduire de l'air, ce que l'on évite de son mieux en tirant doucement l'iris et en évitant de trop soulever la cornée par une traction qui doit se rapprocher de la perpendiculaire à l'axe de la vision.

Nous arrivons à Smith et Scarpa : ces deux oculistes célèbres imaginèrent séparément, à la même époque, la méthode du décollement. Les occasions nous ont manqué jusqu'à ce jour pour bien juger par nous-même des avantages de cette manière d'opérer, qui nous a réussi une première fois, et que depuis nous avons employée sans succès.

Ce n'était réellement point modifier cette méthode ingénieuse que de proposer d'entrer par la cornée au lieu d'entrer par la sclérotique, comme l'avaient fait les inventeurs. Nous laisserons donc de côté les perfectionnements si faciles de Couleon et de Flajani, pressé que nous sommes d'arriver à Beer, Richerand Forlenze, Buchlorn, Langenbeck, Maunoir, et à nos auteurs les plus modernes.

Beer nous semble avoir mieux étudié que ses prédécesseurs les causes qui donnent occasion de pratiquer la pupille artificielle. Il s'est servi du procédé de Scarpa, c'est-à-dire du décollement, avec succès et avec insuccès; mais il s'est mieux trouvé d'avoir incisé la cornée, comme pour opérer la cataracte, tiré à lui l'iris avec une crigne et coupé un lambeau avec des ciseaux. procédé dont il n'est pas l'inventeur, comme on s'est plu à l'écrire, et auquel, si nous avions à nous en servir de nouveau, nous apporterions probablement une petite modification, qui serait de remplacer les ciseaux par un couteau concave, parce que les sections faites à l'iris avec un instrument très-tranchant sont les moins dangereuses, et que le couteau est plus facile à manier que les ciseaux. Plus que tous ses prédécesseurs, Beer tient compte de la synéchie; mais il prétend, bien à tort, que la synéchie antérieure est incurable, quand elle est très-étendue. L'année dernière, nous avons eu occasion de soigner M. *B.*, négociant de Nantes, qui était atteint de synéchie antérieure et de rétrécissement de la pupille, produits par un iritis chronique; chez lui, l'iris était bleu-pâle, tacheté çà et là de points blancs attestant une irritation ancienne. Voilà pour la partie la plus saine ; quant à la partie malade, elle formait un cercle très-distinct bleu-foncé, parsemé de rayons très-noirs, au centre duquel on ne voyait qu'en y regardant de près une pupille elliptique et rétrécie, dont les bords n'avaient point le caractère signalé par Sichel, comme constant pour les yeux bleus. La synéchie était considérable. Au fur et à mesure de la guérison, elle a diminué ; et la partie malade de l'iris a changé de couleur. La guérison n'a pas été complète; mais M. *B.* voyait à écrire et même à lire.

Forlenze, au dire de ses contemporains, n'a pas été heureux dans ses opérations de pupille artificielle. Il en a tenté une à Nantes, vers 1818, qui a complétement échoué. Ce fait n'étonne pas, quand on voit qu'il n'établit aucune différence entre les atrésies congéniales ou accidentelles, même sous le point de vue de l'opération, que l'extrême mobilité des yeux rend parfois si difficile, quand l'atrésie date des premières années de la vie. Nous sommes convaincu encore que cet opérateur n'avait pas suffisamment étudié l'inflammation chronique de l'iris. La légèreté avec laquelle il parle de la facilité de détruire les adhérences de l'iris à la cornée donne aussi une triste idée des connaissances spéciales de ce chirurgien, qui n'a pas été heureux dans sa pratique à Nantes.

Richerand professait qu'il vaut mieux attaquer l'atrésie pupillaire par la cornée que par la sclérotique. Les Allemands lui ont reproché cette opinion, disant que c'était créer une opacité en face de la pupille nouvelle, comme s'il n'était pas très-facile, ce que nous avons nous-même pratiqué plusieurs fois, de faire une petite incision à la cornée avec un couteau et de continuer l'opération avec le couteau, ou d'introduire une aiguille par cette incision, placée, soit à droite, soit à gauche de la prunelle. Par ce moyen, dont Richerand nous eût fourni l'idée, s'il ne venait naturellement à l'esprit, on débarrasse aisément la pupille des membranes qui l'obstruent. On peut même, si l'on a des doutes sur l'état du nerf optique ou si la cataracte est solide, pratiquer l'abaissement avec facilité, comme nous l'avons fait, tout dernièrement chez la veuve Couret, et avec plus de succès chez un Lamballais.

Jusqu'à Buchhorn, l'on n'avait pas assez insisté sur la possibilité de voir par une ouverture faite presqu'à la hauteur du ligament ciliaire. On pensait généralement que la capsule du cristallin devait gêner la vision. Cet auteur fait remarquer avec raison qu'il n'en est pas ainsi. On peut, du reste, constater de temps à autre ce fait intéressant sur des yeux cataractés, dans lesquels l'iris présente une mydriase, soit générale, soit partielle. Les opérateurs peuvent et doivent en conclure que la section de l'iris ou corétomie n'entraîne pas nécessairement l'abaissement de la cataracte qui pourrait exister. Mais cette conclusion devient plus légitime encore, quand on songe que la cataracte est atrophiée quatre fois sur cinq, quand elle concomite avec l'atrésie de l'iris.

Profitant des travaux de ses devanciers, Langenbeck étudia avec soin le procédé de décollement, inventé par Scarpa, dont il donna une excellente description, et proposa la section de l'iris pour les cataractes très-adhérentes. S'il renonça à la kératomie pour revenir à la sclérotomie de Cheselden, c'est qu'il voulait employer des aiguilles qui ne perçaient la cornée qu'avec difficulté, au lieu de se servir d'un couteau à lame étroite. Cependant, il pénétra par la cornée pour opérer par décollement, et sa tentative fut heureuse. On lui doit un procédé fort ingénieux, dans le cas de synéchie antérieure. Ce procédé consiste à faire une section à l'iris et à maintenir cette section, en produisant une hernie de cet organe sur un autre point peu éloigné.

Les Allemands de notre siècle et Maunoir, de Genève, ont imaginé des instruments très-ingénieux, pour faciliter l'opération de la pupille artificielle (1). Mais les ci-

---

(1) L'aiguille de Luzardi est à bien dire un de ces instruments.

seaux seuls de Maunoir nous paraissent mériter attention.
L'une des pointes est boutonnée, et l'on peut s'en servir
avec avantage pour pratiquer une excision. Je regrette de
n'en avoir point fait usage et de ne pouvoir donner ici mon
opinion pratique et personnelle, comme un hommage aux
connaissances et à l'habileté de ce savant chirurgien.

Autenrieth, plus hardi que ses devanciers, a prétendu
que la pupille pouvait et devait être pratiquée dans la
sclérotique, en ayant soin préalablement de décoller la
conjonctive. Le hasard nous a fait voir une personne chez
laquelle, à la suite d'un coup de coutea, si toutefois nous
avons bonne mémoire, la nature avait établi une sorte de
pupille artificielle dans la sclérotique; mais il n'y avait que
sensation de la lumière, et la faculté de distinguer les
objets n'existait pas. Cependant, nous doutons beaucoup
que l'art puisse obtenir fréquemment un résultat même
aussi faible ; et, bien que Velpeau révoque en doute l'inflammation de la sclérotique, nous croyons qu'elle est à
craindre ; car deux fois nous l'avons observée, et les
deux fois nous avons eu la plus grande peine à obtenir la
guérison.

Demours établit comme règle générale qu'il faut pré-
férer l'incision à l'excision et au décollement. Il veut
que cette opération soit pratiquée par la partie supérieure
de la cornée et près de la grande circonférence de l'iris.
La première partie de sa proposition nous paraît vraie ;
la seconde ne l'est pas. Le point par lequel il faut attaquer la cornée varie à chaque opération selon les leucoma
qui peuvent affecter cet organe, selon la mobilité de l'œil,
selon les parties de l'iris atteintes d'iritis chronique ; enfin, selon qu'il y a ou qu'il n'y a pas synéchie.

Cloquet n'a cherché à inventer aucun procédé nouveau, mais il a donné en quelques pages une bonne mo-
nographie de la pupille artificielle. Il établit nettement
dans son article la séparation des trois méthodes auxquelles on peut recourir. Il signale mieux qu'aucun de

ses devanciers, le danger de blesser le grand cercle artériel de l'iris et fait l'éloge de la méthode d Adam, qui est à peu près celle de Demours ; il en conseille l'emploi, bien que le décollement lui ait réussi dans un cas désespéré ; mais il paraît trop redouter, selon nous, la propagation de l'inflammation à l'œil congénère.

Nous ne connaissons de Berard jeune aucun écrit sur le sujet qui nous occupe, mais seulement une pupille artificielle pratiquée chez un de nos amis avec autant de bonheur que d'habileté, par le procédé de l'excision. Derrière cette pupille se trouvait une cataracte très-adhérente et demi-cartilagineuse. Berard voulait faire l'extraction pour l'enlever ; les consultants conseillèrent l'abaissement, qui fut employé sans succès. Il est probable que l'extraction eût permis d'en couper une partie, et qu'un demi-succès eût suivi l'opération.

Werner énumère assez complétement les auteurs qui ont écrit sur la pupille artificielle, et préconise le procédé, inventé mais abandonné depuis comme défectueux par Scarpa. Nous lui reprocherons de n'avoir pas précisé, dans un ouvrage destiné à devenir classique, la valeur des guérisons obtenues par les opérations de pupille artificielle ; nous lui reprocherons aussi l'abondance de ses néologismes.

Nous ne signalerons Bell, dans cet aperçu historique, que pour relever une erreur de cet honorable chirurgien. Il est le premier qui ait professé que l'on pouvait employer la belladone après l'opération de la pupille artificielle, pour maintenir écartés les bords de la plaie ; car nous ignorions complétement, en 1835, ce qu'il avait publié à cet égard, lorsque nous proposâmes le même moyen, dont l'expérience n'a pas justifié l'emploi, ce qui tient à la nullité de l'action prolongée de la belladone à l'excitation maladive qu'elle produit cependant, excitation qui facilite l'inflammation et l'exsudation albumineuse dans les bords de la plaie ; enfin, et par-dessus tout, au développement de surface que l'iris acquiert sous l'influence de l'inflammation dans une partie de son tissu.

Velpeau propose de tailler un lambeau dans l'iris avec un couteau à lame étroite. Sa méthode n'est autre que celle de Wenzel perfectionnée. Il entre dans l'iris par la cornée, le traverse, et transperce une seconde fois la cornée, laissant le lambeau de l'iris ne tenant plus que par un pédicule. Cet auteur accorde la supériorité générale à l'incision, telle qu'il la pratique. Nous n'oserions pas, nous l'avouons très-franchement, recourir à ce procédé, nous craindrions de laisser dans l'œil un corps étranger. Nous regardons aussi comme très-difficile de couper commodément un lambeau dans l'iris. Presque toujours aussitôt après la section de ce dernier organe, l'œil acquiert une très-grande mobilité, que l'opérateur ne peut modérer à son gré. Mais nous devons rendre justice à M. Velpeau pour la netteté, la précision et l'érudition de ses écrits : son article sur la pupille artificielle est parfaitement étudié, comme tout ce qui sort de la plume de cet excellent professeur.

Des causes qui font échouer l'opération de la pupille artificielle.

Quatre causes, par-dessus toutes les autres, contribuent à faire échouer l'opération, ce sont :

Le resserrement de la pupille,

La production de fausses membranes,

L'opacité de la cornée en face de la nouvelle pupille,

L'amaurose.

Sous l'influence d'une excitation morale ou physique, les tissus érectiles augmentent ou diminuent de volume, selon qu'ils reçoivent une quantité de sang plus ou moins considérable. L'iris est dans ce cas. Par suite d'une piqûre, on a vu la pupille se resserrer et s'oblitérer complétement parfois pour plusieurs heures. Cette oblitéra-

tion peut n'être que passagère ou durer très-long-temps,
selon que cet organe est atteint d'une simple irritation
d'inflammation aiguë ou chronique. C'est en vain que
l'on voudrait expliquer la synéchie, soit antérieure, soit
postérieure, par la diminution ou l'augmentation des
eaux de la chambre antérieure de l'œil, proportionnel-
lement aux liquides de la partie postérieure, il faut nécessairement admettre d'autres causes parmi lesquelles
l'augmentation de surface, suite de l'inflammation. Il
est donc logique de considérer le resserrement de la
pupille comme produit aussi par une inflammation. Quand
on a vu les douleurs de l'ophtalmie interne persister
pendant des mois et des années, on peut croire sans
peine qu'une inflammation chronique et presque latente
puisse oblitérer au bout de quelques années une pupille artificielle, c'est-à-dire une ouverture généralement étroite.

Les preuves directes sont plus concluentes encore ;
examinez avec soin les yeux dans lesquels on pratique
la pupille artificielle, et vous reconnaîtrez presque toujours une altération plus ou moins grande dans la couleur de l'iris. Cette altération, qui n'est pas aussi cons-
tante selon la couleur des yeux que l'ont avancé plusieurs oculistes, comme nous l'avons déjà fait remarquer dans ce mémoire, se présente sous la forme de
rayons qui partent de l'ancienne pupille, de taches ou
piquetures qui étoilent l'iris, et quelquefois d'un petit
cercle parfaitement bien dessiné, concentrique à la pupille naturelle.

Vous pratiquez la pupille artificielle, et aussitôt un
iritis se manifeste, si vous avez touché aux parties alté-
rées, tandis que, dans le cas contraire, l'incision peut
guérir sans inflammation. Supposons le premier cas et
admettons encore que l'inflammation n'ait que deux ou
trois jours d'acuité, comme nous l'avons remarqué plusieurs fois, la période aiguë terminée, la pupille pa-
raîtra nette, et cependant le malade ne voit pas. Inquiet,
préoccupé, vous vous tourmentez en vain pour trouver
la cause d'un fait que rien n'explique ; mais, si vous

2

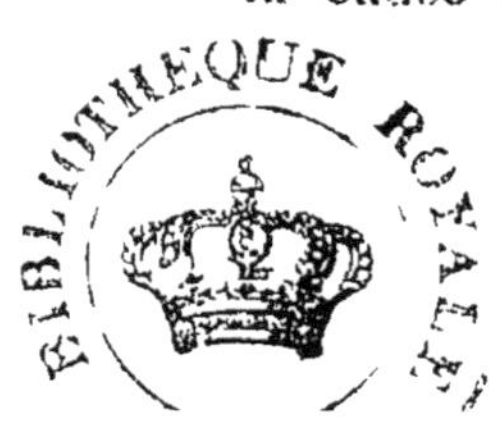

prenez une loupe, vous remarquez sur les bords de l'iris
incisé un changement de couleur qui était peu sensible
à l'œil nu. Ces bords sont coupés dans une grande partie
de leur étendue par un liquide épais, blanchâtre, d'as-
pect albumineux; ils sont déjetés en dedans dans toute
la portion qui a changé de couleur, et le liquide albumineux est placé plus intérieurement encore. Ne sont-ce
point là les caractères d'une inflammation de l'iris, et le
resserrement lent de la pupille artificielle peut-il être
autre chose que le fait d'une extension de volume et
de surface due à une altération chronique; mais ce qui
est plus convaincant encore, c'est que, sous l'influence
d'un traitement révulsif, la pupille peut reprendre sa
surface primitive, alors la synéchie diminue beaucoup,
et l'allongement fait place à une rétraction.

Nous sommes en bonne voie pour étudier maintenant les fausses membranes qui nuisent si souvent à
l'opération de la pupille artificielle, de manière à en
annuler complétement les effets. Deux cas peuvent
se présenter; dans l'un, l'opérateur a eu un grand écoulement de sang; dans l'autre, il s'en est écoulé fort
peu ou pas du tout.

S'il y a eu écoulement de sang, la résorption est généralement prompte; cependant, nous avons, dans le moment actuel, sous les yeux, une malade de bonne cons-
titution, chez laquelle un mois n'a pas suffi pour en
absorber quelques gouttes épanchées dans la chambre
antérieure. Quoi qu'il arrive, l'écoulement sanguin qui se
produit dans l'intérieur de l'œil, donne trop souvent naissance à des corps anormaux. Voici comment les choses
se passent : les premiers jours, après l'opération, le sang
disparaît, et l'on serait tenté de croire à une guérison
immédiate et complète; mais il reste un trouble, et peu
à peu le trouble fait place à des brides solides, résistantes,
d'une consistance plus ferme que l'iris et très-compara-
bles à celles qui se produisent dans la cavité thoracique.

S'il n'y a pas eu écoulement de sang, les fausses
membranes se forment de la manière suivante : les bords

de la plaie changent de couleur, se déjettent en dedans et se recouvrent d'une exsudation albumineuse. C'est alors que l'irritation persistant, quelques points se prolongent et rencontrent ceux de l'autre bord, qui sont les plus proches. Ces points sont glutineux et s'unissent, tandis que la pupille peut persister là où il n'y pas eu réunion. C'est ainsi que nous avons vu une pupille artificielle divisée en trois, une autre en deux parties.

Si quelques-unes des sécrétions qui se produisent dans l'œil, quand on pratique la pupille artificielle sont privées de vaisseaux, il n'y a pas de doute que d'autres en sont pourvues. Dernièrement, dans notre pratique, là section par le milieu d'une bride de cette espèce a donné lieu à un écoulement sanguin, quoiqu'elle n'eût qu'environ trois mois d'existence.

La consistance de ces productions varie; nous en avons rencontré une tout à fait dure et dans laquelle se trouve encore la pointe d'un de nos instruments qui s'y est brisée. Les plus récentes sont en général assez molles, elles nous ont paru se produire de préférence dans des directions parallèles au ligament ciliaire que, selon les rayons d'un cercle dont l'ancienne pupille serait le centre.

De ce qui précède, nous devons tirer deux déductions pratiques :

1.º Il faut éviter de donner lieu à des écoulements de sang ;

2.º Il faut s'abstenir de toucher à des parties prises d'inflammation chronique.

Ces deux conclusions ne sont pas neuves, mais nous croyons en avoir bien fait ressortir l'importance; ajoutons:

1.º Que la déchirure de l'iris par une aiguille à demi-tranchante produisant plus d'inflammation qu'une section, cet instrument doit être proscrit;

2.º Que la section faite par un couteau concave et très-tranchant nous paraît devoir causer moins de risques que les autres ;

3.° Qu'il importe d'éviter le contact de l'air.

Les opacités de la cornée, produites par l'opération elle-même, nuisant parfois beaucoup au succès de la pupille artificielle, il était naturel d'en rechercher les causes.

Nous croyons être fondé, par nos observations, à dire qu'elles sont dues, soit à une mauvaise juxta position des lambeaux coupés, soit à une contusion des bords de la plaie, soit à une trop grande incision, soit encore à une inflammation suivie de ramollissement. Nous ne discuterons pas ici le comment et le pourquoi de ces opacités nous proposant de publier un mémoire sur la structure de la cornée, les diverses altérations dont elle est susceptible, et la méthode au moyen de laquelle nous sommes parvenu à effacer certaines cicatrices de manière à permettre de lire à des individus qui, les uns, voyaient à peine à se conduire au début du traitement, qui, les autres, ne voyaient pas à compter les doigts de leurs mains. Nous conclurons simplement de ce qui précède :

1.° Qu'il serait mieux de pénétrer dans l'œil par la sclérotique, si ce mode n'entraînait pas des inconvénients plus graves et des accidents plus redoutables.

2.° Que les plus petites incisions de la cornée sont les meilleures, quand on ne contusionne pas les bords de la plaie.

3.° Que les sections presque perpendiculaires aux lames de la cornée seront en général moins dangereuses que les autres, puisqu'elles offriront une surface bien moins considérable.

4.° Que les sections à la partie inférieure de la cornée doivent être évitées, parce qu'elles sont plus exposées que les autres à cause de leur position à recevoir entre les deux lèvres de la plaie, soit un liquide visqueux venant de l'humeur de Morgagni ou de l'humeur vitrée, soit du sang, ce qui entraîne presque constamment une cicatrice opaline.

Il est inutile d'ajouter à ce qui précède qu'il faut éviter

le parallelisme de l'ouverture de la cornée et de l'ouverture de l'iris.

L'amaurose qui fait échouer la pupille artificielle, existait en partie avant l'opération, ou se présente comme
conséquence de la lésion des parties internes de l'œil.
— Dans le premier cas, elle n'est pas toujours incurable, mais il est rare qu'elle ne le soit pas dans le second quand elle est complette.

OBSERVATIONS.

A l'appui de ce qui précède, il est utile de présenter quelques faits avec les conséquences qui en décou-
lent.

L.^{re} *Observation.* — Un jeune armurier bas-breton,
du 20.e de ligne, sachant que j'étais son compatriote,
vint me prier, il y a plusieurs mois, de l'examiner. Par
suite de la pénétration dans l'œil droit d'une paillette de
fer rouge, il s'était produit chez lui une occlusion in-
complète de la pupille avec cataracte. La cornée, l'iris
et le cristallin adhéraient en un même point. Jugeant
une opération possible, j'incise largement la cornée,
je coupe avec un couteau à lame étroite les fausses
membranes qui fermaient la pupille; j'arrive au cristallin qui était peu épais, mais résistant et très-adhé-
rent, et j'en enlève toute la partie qui se trouvait située
en face de la pupille. Aujourd'hui, ce militaire voit très-
bien de cet œil, qui se fortifie de jour en jour.

Notre opération, par suite de la mobilité de l'œil, a
duré une demi-heure. Que serait-il donc arrivé, si nous
avions voulu détruire l'atrésie en pénétrant par la sclérotique et pratiquer l'abaissement? Supposons maintenant qu'avant de faire l'opération de la cataracte, il eût
fallu tailler une large pupille artificielle, le procédé de
résection du cristallin que nous avons employé, en eût-
il été moins commandé par les circonstances.

2.e *Observation.* — Une femme de Nort ayant appris d'une de ses voisines que je l'avais guérie dans un cas assez grave de maladie du globe de l'œil, vint me prier de remédier à des opérations de cataracte qui avaient été pratiquées chez elle sans aucun succès. L'œil gauche présentait une large tache blanche couvrant presque toute la partie inférieure et une partie de la portion supérieure et externe de la cornée. L'iris offrait des radiations brunes, tranchant sur le gris, signe trop certain d'iritis chronique. La mobilité de l'œil était extrême. J'enfonçai un couteau dans la cornée, à environ 3 millimètres au-dessus du centre de l'iris que j'incisai parallèlement à son grand cercle, en marchant de dehors en dedans. L'incision de la cornée avait au plus trois millimètres de longueur; celle de l'iris en présentait de 5 à 6. Il s'écoula une goutte de sang, fort peu d'humeur aqueuse, et l'opération ne dura guère plus de 20 secondes. Cependant, la douleur fut vive, comme on le remarque en général dans toutes les opérations de cette nature. Il survint consécutivement une légère inflammation, qui céda le quatrième jour. Le huitième, la malade supportait bien la lumière, mais voyait fort peu ; la pupille s'était un peu rétrécie, l'iris avait pris une couleur grise. Sur les bords de la plaie, il y avait synéchie postérieure dans le pourtour de la pupille artificielle, et exsudation albumineuse sur les bords de la plaie. Le 10 ou 11.e jour, cette femme repartit. Deux mois après son départ, la pupille que j'avais pratiquée se trouvait très-rétrécie et partagée en deux par une bride. J'ai coupé depuis cette bride avec beaucoup de bonheur, et elle a saigné. Voilà trois semaines que cette opération a été pratiqué, et cette femme commence à voir ; j'ai l'intention d'augmenter la pupille artificielle aussitôt que l'inflammation chronique aura disparu : pour cela je ferai, une autre section à la partie interne et supérieure de l'œil qui rencontrera la première à angle obtus.

3.e *Observation.*—La même femme avait l'œil droit dans le même état que l'œil gauche, à cela près que le leucoma de la cornée était bien moins considérable. Je l'opérai immédiatement après l'œil gauche; mais je crus utile, pour combattre la tendance du globe de l'œil à se porter à la partie interne, d'opérer de dedans en dehors.

Mon couteau enfoncé dans la cornée, comme dans l'autre opération, je voulais marcher de la même manière, parallèlement au grand cercle de l'iris, lorsque j'éprouvai une résistance provenant de la cataracte qui était restée dans cet œil sans avoir été ni extraite ni abaissée. L'œil ayant fait des mouvements, je fus obligé de retirer mon couteau. Cette première section dura à peine 20 secondes; 10 minutes plus tard, j'introduisais de nouveau mon couteau dans l'œil, et je taillais un **V** dont l'angle se rapprochait du ligament ciliaire. En terminant, j'eus le malheur de blesser le grand cercle artériel de l'iris, et il s'écoula du sang. Immédiatement après mon opération, je pus voir que la capsule du cristallin était cataractée, et que je l'avais incisée.

Cette opération ne fut suivie d'aucune inflammation et ne réclama aucun soin consécutif. Lors de son premier départ, cette femme commençait à voir de près; mais il y avait du trouble en face de la pupille. A son retour, la pupille artificielle était divisée en trois par une fausse membrane. Le peu d'inflammation de l œil gauche et l'absence d'inflammation dans l'œil droit m'ayant enhardi, je pratiquai une seconde pupille linéaire qui a très-bien réussi, et je me propose de réunir les deux en une, en coupant la petite bande d'iris qui les sépare. Cet œil est figuré sur notre planche sous le numéro 6. Les sections faites à la cornée sont restées opaques; mais elles sont linéaires, sans être parallèles aux sections faites à l'iris. J'ai appris que les pupilles, loin de diminuer, allaient en s'améliorant. De près, cette femme voit un cheveu, distingue une aiguille d'une épingle; cependant, elle ne pourrait se conduire seule sans danger, dans les rues d'une grande ville. — Elle m'a fait dire aussi qu'elle voyait trois lumières dans un appartement qui n'en contient qu'une, lorsqu'elle se plaçait dans une position qui ne m'a pas été spécifiée.

4.ᵉ *Observation, sous le n.ᵒ· 3.* — On voit une pupille artificielle pratiquée par incision chez un vieux douanier, chez lequel je ne voulais qu'aggrandir la pupille naturelle par une section en haut. Il y avait, dans cette circonstance, iritis chronique à la partie inférieure de l'iris et albugo dans une partie de la cornée. L'opération a réussi, mais l'écoulement de sang qui s'est produit a bien failli compromettre le résultat désiré; notre méthode a donc été vicieuse. Cet homme avait été opéré antérieurement d'une cataracte adhérente. L'opération avait réussi, puis il était survenu une cataracte secondaire avec iritis sous l'influence d'une lumière trop vive. Cet iritis, je ne sais pourquoi, s'était borné à la partie inférieure de l'organe.

5.ᵉ; 6.ᵉ *et* 7.ᵉ *Observations.* — Nous allons présenter maintenant trois exemples d'excision, qui sont figurés sur notre planche, aux n.ᵒˢ 1, 2 et 4.

Pour opérer l'œil désigné par le n.ᵒ 1, nous avons dû traverser la cornée, puis l'iris, puis encore l'iris, puis de nouveau la cornée. L'œil était peu mobile; notre couteau, assez large et triangulaire, coupait des deux côtés à sa pointe; nous avons agi comme dans l'opération de la cataracte. L'atrésie était produite par une cataracte secondaire très-dure, qui se trouvait sur le même plan que l'iris. La cornée était limpide dans toute sa surface. L'écoulement de sang a été très-peu de chose; mais l'inflammation consécutive a duré plusieurs mois. Notre sujet était une femme très-lymphatique, pendant quatre ans, elle a vu passablement. J'ai appris, depuis peu, qu'on lui avait promis de lui rendre l'œil bien meilleur, et surtout bien moins sensible à la lumière du soleil, par des moyens en dehors de ceux que la médecine emploie; mais je doute beaucoup de leur résultat, je crains même qu'il ne soit négatif. — Cette femme n'a jamais vu à lire depuis mon opération; mais elle a fait quelques travaux d'aiguille.

J'ai opéré l'œil n.ᵒ 2 avec un couteau à cataracte et selon la méthode de Wensel. J'ai percé la cornée, puis

1.

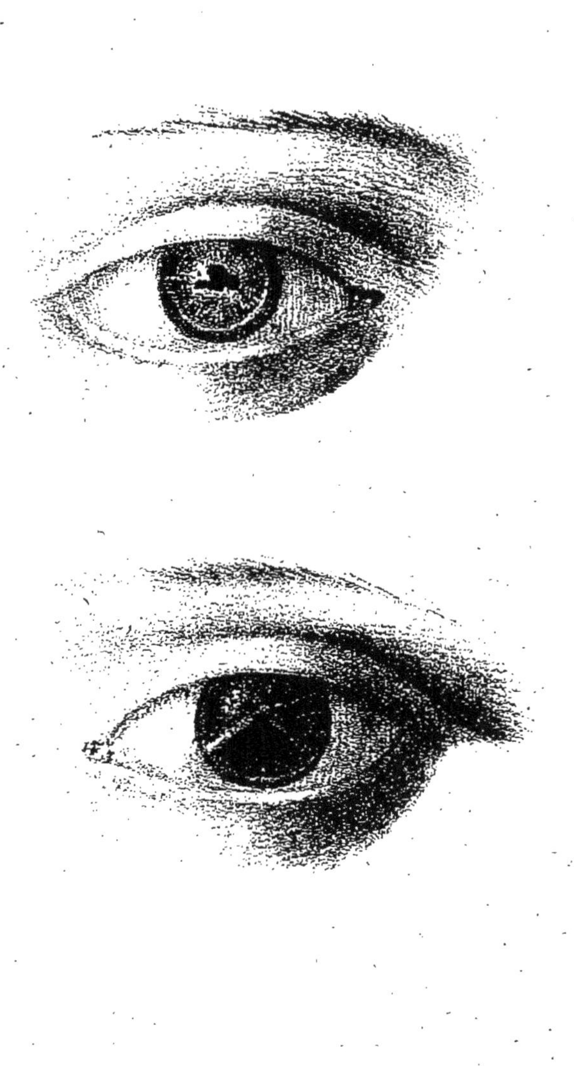

2.

3.

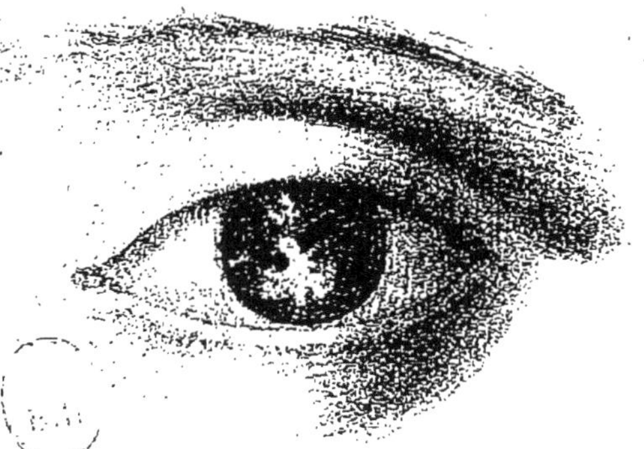

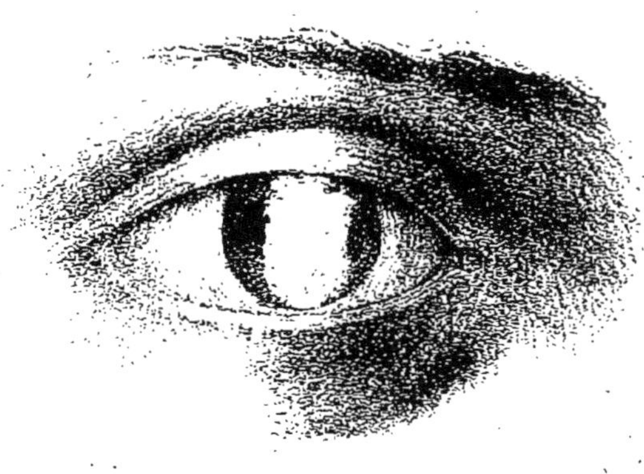

4.

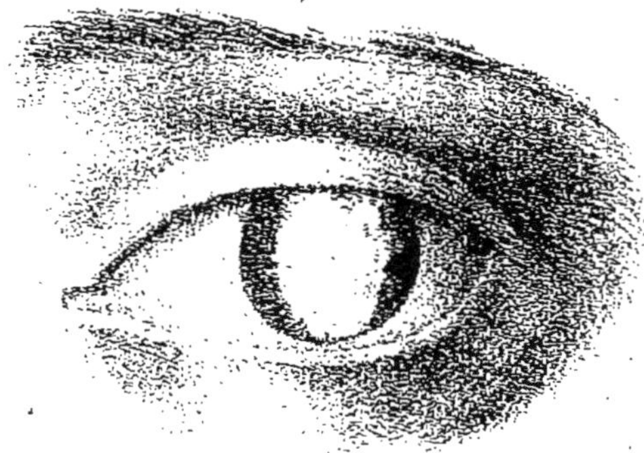

5.

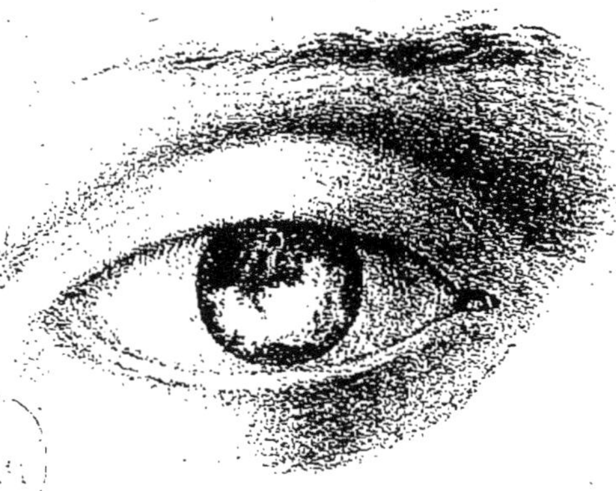

6.

l'iris, puis l'iris encore, puis la cornée, et j'ai coupé devant moi. Soulevant ensuite le lambeau de la cornée avec des pinces, j'ai saisi le lambeau de l'iris, que j'ai excisé avec de petits ciseaux. — Il s'est écoulé beaucoup de sang, mais l'opérée était restée la tête très-penchée en arrière, et, 15 à 20 minutes plus tard, j'ai pu enlever avec une curette un petit caillot et nettoyer le devant de la pupille. Alors, évitant que l'opérée redressât la tête, je l'ai placée moi-même dans son lit, l'œil couvert d'une compresse imbibée d'eau froide, qui a été renouvelée de quart d'heure en quart d'heure. La guérison ne s'est pas fait attendre. Cette personne, qui avait été opérée sans succès de la cataracte, voit bien depuis plusieurs années. La pupille n'eût pas été aussi large, sans la mobilité de l'œil, qui m'a contraint à couper plus que moins.

La pupille de l'œil désigné par le n.º 4 a été faite avec des ciseaux ; je la crois plus grande dans la figure que dans l'original. La cornée ayant été incisée sur le côté, j'avais saisi l'iris avec un crochet, ce que le malade avait trouvé très-douloureux, et je m'étais empressé, malgré les mouvements convulsifs de l'œil, d'en enlever un lambeau considérable. L'écoulement de sang, suite de cette blessure, s'était fait dans la partie inférieure de la chambre antérieure. Cependant, jamais le fond de cette pupille artificielle n'a été d'un bien beau noir. Cette ouverture est peu utile, l'autre œil étant sain ; elle pourrait servir à conduire l'opéré, mais rien de plus. Devant la pupille naturelle se trouve un énorme leucoma ; je ne sais pas au juste l'état du cristallin. Voilà cinq ans qu'elle a été pratiquée.

Il existait, dans l'œil représenté sous le n.º 5, une très-petite pupille que nous avons agrandie. Cet œil présente un énorme leucoma à la partie médiane de la cornée. Le coup qui avait produit cet accident, avait un peu décollé l'iris à son bord externe. Après avoir incisé la cornée dans une partie opaque, nous nous sommes servi d'une aiguille, introduite par notre incision de bas en haut et de dedans en dehors, pour augmenter le décollement. Cet œil voit, mais peu ; c'est-à-dire pas assez pour lire ou pour écrire, mais assez pour conduire l'opéré.

Un ouvrier, par suite d'une explosion de mine, avait l'œil droit à peu près semblable à celui représenté n.° 5. Nous avons pratiqué trois fois la pupille artificielle dans cet œil, et voici les résultats obtenus : la première fois, notre incision s'est trouvée masquée par une opacité de la cornée, elle était placée à la partie supérieure et externe. La seconde fois, nous pratiquâmes une incision en forme de 7 à la partie supérieure et interne. Cette ouverture permettait de distinguer un cheveu, une épingle ; mais ne suffisait pas pour conduire le malade dans les rues. La troisième fois, voulant agrandir la seconde section, nous avons réduit des deux tiers les résultats obtenus par suite du parallélisme qui existe entre la seconde ouverture et la troisième section faite à la cornée.

Nous avons encore, dans notre pratique, d'autres exemples de pupilles pratiquées avec des résultats très-divers. Nous craindrions d'abuser de la patience de nos lecteurs, en les leur soumettant.

Depuis peu, sept cas susceptibles d'opérations se sont présentés à notre examen, nous allons les passer en revue.

Premier cas. — C'était un portefaix de la place Bretagne (à Nantes), chez lequel des dames d'un zèle plus religieux qu'éclairé avaient amené une perforation de la cornée, en face de la pupille, par suite de l'usage imprudent d'une solution concentrée de nitrate d'argent. Après avoir guéri l'ouverture fistuleuse, produite par le caustique, regardant le leucoma consécutif comme inguérissable, nous proposâmes d'enlever une petite portion de la cornée pour produire une hernie de l'iris et rendre par suite plus ovalaire encore la pupille naturelle. qui était déjà devenue elliptique ; mais l'emploi répété de la belladone a suffi pour améliorer l'état de cet homme, de manière à rendre inutile une opération.

Deuxième cas. — · Un ouvrier des carrières présentait un cas analogue mais moins grave , plusieurs mois du traitement que nous employons contre les albugo , traitement que nous ferons connaître dans un prochain mémoire, ont suffisamment amélioré sa position, pour qu'il n'y ait plus lieu de songer à une opération.

Troisième cas. — Celui-ci tient le milieu entre les deux autres, aussi ferai-je suivre le traitement de l'albugo, de l'emploi prolongé de la belladone.

Quatrième et cinquième cas. — Je dois opérer sous peu les deux yeux d'un joueur de violon de la Ville en-Bois, près Nantes. Ce jeune homme, qui était forgeron, a perdu la vue par suite de l'introduction dans les yeux de paillettes de fer rouge. En sortant de l'Hôtel-Dieu de Nantes, il s'est adressé à des médecins ambulants qui, le regardant comme une chair à expérimentations, lui ont fait subir les traitements les plus énergiques. A la partie interne des cornées se trouvent actuellement des taches indélébiles, et les iris sont affectés d'une manière chronique. Cependant, je ne désespère pas d'obtenir quelque amélioration ; et, quoi qu'il arrive, je ferai connaître mon résultat et les moyens employés.

· *Les sixième et septième cas* sont deux yeux dans lesquels il y a, comme dans l'œil n.º 6 de notre planche, albugo de la face postérieure de la cornée, atrésie de la pupille, et très-probablement cataracte de la capsule du cristallin.

Ces deux yeux, opérés avec succès de la cataracte, ont cessé de voir, l'un à la suite d'un coup, l'autre une demi-heure après une colère qui avait déterminé une exsudation albumineuse dans l'intérieur de l'œil.

CONCLUSIONS.

Les malades opérés de la pupille artificielle, voient bien moins, en général, que ceux qui ont été opérés de la cataracte.

Plusieurs ouvertures donnent presque toujours lieu à une vision multiple.

L'opération peut être tentée chaque fois qu'il existe une partie de la cornée bien saine en face d'une partie de l'iris également saine aussi, à moins qu'il n'y ait amaurose ou glaucome.

Chaque cas demande un procédé spécial, procédé qui appartient nécessairement à l'une des trois méthodes connues.

Le discernement du chirurgien lui indique la méthode à employer et les modifications exigées par les circonstances dans lesquelles il opère.

Toutes choses égales d'ailleurs, il préférera, si c'est possible, ne pratiquer ni abaissement ni extraction du cristallin, et ne pas compliquer son opération.

Il tiendra compte des règles que nous avons établies comme moyen d'éviter l'iritis ou l'opacité de la cornée en face de la nouvelle pupille.

Il emploiera, pour combattre les accidents consécutifs, les moyens connus.

Il surveillera attentivement l'iritis chronique, et les prolapsus auxquels il donne lieu.

En agissant de la sorte, on peut, nous le répétons encore, obtenir deux fois sur trois une amélioration notable dans le sort des personnes atteintes de cécité.

Voici le chiffre actuel de notre pratique : Nous avons fait 16 opérations sur 12 yeux ; 10 opérations ont réussi et 8 yeux voient ; dans 2 yeux, les pupilles sont multiples, mais peuvent être facilement réunies en une seule.

Nous ne comptons pas comme opérations de pupille artificielle les occlusions de la prunelle que nous avons guéries par une opération.

Nous avons plusieurs fois fait pénétrer dans l'iris l'instrument tranchant, depuis la lecture de ce mémoire à nos confrères; deux fois, entre autres, pour améliorer une pupille artificielle faite par nous et nous avons reconnu de nouveau, que c'est un grand avantage que d'opérer à l'abri du contact de l'air, ce qui contribue singulièrement à prévenir toute inflammation; aussi avons-nous *actuellement* pour opinion, que la meilleure méthode opératoire est celle qui consiste à pratiquer des incisions successives.

DE LA

DISTENSION PERMANENTE

DE LA PUPILLE.

Les progrès croissants de la civilisation et de l'industrie ont donné naissance à des besoins nouveaux et, par suite, à des maladies et des accidents qui ne se présentaient pas, ou se présentaient rarement autrefois à l'observation des médecins. — Le pavage à la Mac-Adam de nos routes expose ceux qui sont occupés à briser les pavés à être frappés dans les yeux et, par suite, dans la cornée par des fragments de pierre, dont la commotion laisse après elle des désordres considérables. Cet accident se présentait assez fréquemment chez les tailleurs de pierre travaillant le granit chez les meûniers, les paveurs et les ouvriers des carrières; mais il est devenu beaucoup plus commun, depuis la multiplication des circonstances qui peuvent y donner lieu. La poudre produisait de nombreuses blessures aux yeux; depuis l'invention et l'emploi des fulminates, on peut dire qu'elles ont quadruplé en nombre et en gravité. Dans le moment actuel, nous avons à soigner, à Nantes, quatre personnes pour des contusions très-graves produites par des capsules.

Nos grands chantiers de constructions de machines, et spécialement de chaudières et de machines à vapeur, présentent aux yeux des travailleurs des dangers, tout-à-fait inhérents à notre industrie moderne. Le plus souvent, c'est de la fonte, du fer ou du cuivre qui saute dans les yeux des tourneurs de métaux; quelquefois ce sont des parcelles de charbon de terre qui viennent s'enfoncer dans la cornée ou la sclérotique. Nous avons vu des ouvriers chez lesquels de la fonte brûlante avait désorganisé des portions de l'œil, en donnant naissance à des douleurs atroces, et laissé, en signe de son passage, un leucoma ineffaçable, accompagné souvent de cataracte et d'iritis chronique. D'autrefois, mais plus rarement, ce sont des parcelles enflammées qui s'échappent d'un brâsier et viennent frapper l'œil du chauffeur.

Comme compensation, nous avons une diminution notable dans les cécités produite par ces albugos, qui se montrent si souvent à la suite de la petite vérole, dont on voit trop fréquememment l'une des pustules se placer sur le centre même de la cornée, en face de la pupille. Mais il est permis de douter que que cet'e compensation soit complète.

Placé au centre des grands chantiers de l'ouest de la France, nous avons si souvent vu la cécité produite par un albugo ou un leucoma qui cachait la pupille, qu'il était naturel que nous nous occupassions de chercher un moyen meilleur d'y remédier que l'opération si difficile et trop fréquemment inutile de la pupille artificielle. Il y a d'ailleurs, lorsque la cécité est produite par un albugo derrière lequel l'iris se trouve mobile, une difficulté de plus pour employer, soit l'opération de Cheselden, soit l'un des procédés proposés par ses successeurs. Long-temps, nous avons réfléchi sur les moyens à mettre en pratique pour faire passer la prunelle derrière une partie transparente de la cornée et lui donner la forme d'un ovale très-allongé, et voici celui auquel nous nous sommes arrêté, en lui donnant la dénomination de distension permanente de la pupille.

MÉTHODE OPÉRATOIRE.

Chaque fois que la cornée présente un tiers de sa surface transparente et dans l'état normal, on peut pratiquer l'opération que nous allons décrire, pourvu que l'iris soit libre ou peu adhérent à la cornée derrière la partie opaque.

Le malade étant placé comme pour l'opération de la cataracte, le chirurgien plonge un bistouri ou petit couteau à lame très-étroite et concave dans la partie transparente de la cornée, à sa jonction à la sclérotique, puis il le fait sortir à cinq millimètres de son entrée, sur un autre point de la corn e, et il pratique par suite une incision qui réunit les deux ouvertures. Cette incision n'est pas toujours facile ; il est assez commun de trouver la cornée, dans sa circonférence, dure et résistante comme de la corne véritable. — Si l'état de l'œil le permet, on pratique de préférence cette incision à la partie inférieure, afin d'utiliser la pression des liquides sur l'iris, comme moyen de faciliter le succès de l'opération. Mais si la partie supérieure, la partie externe, ou même l'interne se trouvait seule transparente, il y aurait nécessité de subir les conditions de l'opération. Le chirurgien se placerait alors debout, renverserait la tête du malade, relèverait d'une main la paupière supérieure et ferait son incision avec l'autre.

L'incision seule peut suffire quelquefois, si l'on agit sur la partie inférieure de la cornée, pour obtenir une hernie de l'iris. Dans tous les autres cas, il est nécessaire d'y joindre l'excision d'un petit lambeau. Cette seconde partie de l'opération peut se pratiquer avec un couteau, des ciseaux ou l'emporte-pièce. Ce dernier instrument doit être préféré. Celui dont nous faisons usage avait été imaginé, sur notre demande pour enlever un lambeau de l'iris, par M. Mouniot, coutelier habile, que nous consultons toujours avec profit, chaque fois que

nous voulons modifier un instrument. Il n'a pu servir
sous ce rapport ; mais il coupe supérieurement la cornée, sans faire éprouver de douleurs et en taillant un
lambeau semi-lunaire. Pour s'en servir, l'on engage sous
la cornée la lame plate de cet instrument, que l'on tient
dans la main comme des ciseaux, avec le poucé et l'in-
dex, et l'on rapproche les deux branches. — Cette
section doit être faite de la circonférence au centre de
l'iris, si l'on a bien réussi à pratiqner son incision sur
la circonférence même de la cornée. Dans le cas contraire, il faudrait faire éprouver une perte de substance
à la partie de la cornée comprise entre les deux points
extrêmes de l'incision et la circonférence de cet organe.
En d'autres termes, au segment de triangle sphérique,
compris entre la circonférence de la cornée et l'incision
pratiquée avec le couteau.

L'incision de cinq millimètres, terminée, une petite
portion de la cornée enlevée avec l'emeorte-pièce, il
se produit une hernie de l'iris dans l'ouverture béante
de la cornée. Si cette hernie n'a pas lieu, on la déter-
mine en beurrant la paupière supérieure avec de l'extrait
de belladone.

Une fois la hernie terminée, elle se maintient par les
moyens qui l'ont produite. Quelques cautérisations adroi-
tement faites vers le 3.ᵉ ou 4.ᵉ jour avec le nitrate d'argent, et répétées ensuite de temps à autre, suffisent
et amènent une inflammation légère qui établit les adhérences nécessaires pour maintenir la pupille dans sa
distension forcée.

Cette opération, pratiquée avec les précautions que
nous venons d'indiquer, réussit constamment et ne donne
lieu à aucun accident consécutif ; cependant il se produit quelquefois du pus qui coule dans l'œil, par suite
d'un vice de la section faite par l'emporte-pièce. Ce petit
défaut, qu'il nous serait très difficile de décrire, se com-
prendra aisément si l'on se rappelle que des lames de
ferblanc indiquent habituellement, quand on les regarde
avec soin, de quel côté se trouvait la partie de l'emporte-

pièce qui entre dans l'autre ; mais la quantité de pus que nous venons de signaler, se resorbe très-aisément et se trouve en quantité trop minime pour nuire au succès de l'opération. Distendre la pupille et lui donner une forme elleptique au moyen d'une hernie de l'iris, que fixe une inflammation adhæsive dans une ouverture pratiquée à la cornée, voilà donc la méthode nouvelle que nous avons employée avec succès pour combattre les cérités, suites d'albugo. Cette méthode, la nature nous l'avait indiquée en nous présentant à soigner des hernies placées sur la circonférence de la cornée. Nous avons vu en 1834, chez l'employé des douanes Collet, une jeune fille dont la chambre antérieure était pleine de pus. A la partie inférieure se trouvait une ulcération qui avait marché de dedans en dehors, contrairement à ce qui se passe le plus habituellent. Les accidents allaient croissant ; le danger devenait de plus en plus imminent, et nous nous décidâmes à pratiquer une ouverture par la cautérisation dans la partie la plus malade. Une hernie de l'iris fut la suite de cette cautérisation ; nous l'avions prévu, mais nous vîmes avec quelque surprise cette hernie distendre la pupille, au point de l'amener à toucher l'ulcération. Ce fait renfermait en lui-même un grand enseignement dont nous avons profité, fort étonné que personne avan⁴ nous n'eut songé à cette méthode si simple, si rationelle, indiquée par la nature elle-même. Depuis lors, nous n'avons négligé aucun moyen de nous éclairer sur la vision qui succède aux hernies plus ou moins complètes de l'iris, et nous avons interrogé toutes les personnes de notre connaissance qui en sont affectées. Fort de cette enquête, nous avons tenté d'obtenir par l'art ce que la nature avait produit sous nos yeux, et nous avons complètement réussi.

Explication de la planche et observations.

Hallié, de Guerrouet (Loire-Inférieure), aveugle de

l'œil droit depuis 25 ans, par suite d'une pustule de petite vérole. (Figure 1.re) Aveugle de l'œil gauche par suite d'une explosion de mine, depuis un an, nous a été amené cette années par le frère de M. Gicquiau, notre ancien préparateur. Plusieurs confrères et des élèves en médecine se proposaient d'assister à l'opération qui devait être pratiquée sur l'œil droit ; mais l'emporte-pièce dont nous devions faire usage, ne coupant pas d'une manière satisfaisante, l'opération fut remise à huitaine. Nous obtînmes une hernie avec la plus grande facilité, par une simple section faite à la cornée. Trois jours après l'opération, le malade voyait une épingle. il n'y a pas eu d'inflammation de la conjonctive, mais seulement il s'est manifesté une secrétion très-abondante des glandes de meibomius. La photophobie n'a pas existé d'une manière sensible; les accidents consécutifs ont été nuls. Quatre à cinq cautérisations ont consolidé la hernie. Notre figure, quelqu'imparfaite qu'elle soit, racontant les autres détails de l'opération, nous passerons à un cas d'un tout autre genre.

Le Roi, portefaix, atteint d'une pustule à l'œil droit, dont nous avons parlé dans notre mémoire sur la pupille artificielle, s'adresse à de pieuses dames qui lui cautérisent fortement la cornée avec une solution très-concentrée de nitrate d'argent. Après plusieurs cautérisations, une perforation s'établit, et l'humeur aqueuse suinte sur la face externe de la cornée. Fortement inquiet, cet homme vient réclamer nos conseils. Après avoir paré aux premiers accidents, nous essayâmes de diminuer les inconvénients du leucoma consécutif par l'emploi prolongé de la belladone, et nous crûmes pendant un temps avoir rendu toute opération inutile ; mais notre réussite n'ayant été que temporaire, il a fallu procéder à l'opération. MM. les docteurs Besniers et Padioleau, et M. Gilée, élève en médecine, vinrent y assister. L'opération fut pratiquée selon les règles que nous avons données, et au bout de deux heures, la hernie était complète. Le Roi se trouvait, au moment de l'opération, dans la plus affreuse misère, et couchait avec sa femme, dans un réduit à porcs. Cependant l'opération a réussi sans donner naissance à aucune inflammation sérieuse. Dans ce cas comme dans l'autre, les glandes de meibomius ont abondamment secreté, mais il n'y a eu ni élancements dans l'œil ni douleurs sus-orbitaires. Un peu de secrétion albumineuse s'est écoulée le premier jour dans les chambres antérieures et postérieures; mais le quatrième jour il n'y paraissait plus, et le malade voyait à distinguer les objets de l'autre côté de la rue que j'habite.

3.ᵉ *Observation*. — L'un de nos habiles tailleurs de pierre, nommé Malin, employé de M. Perrodeau, avait eu déjà la vue de l'œil droit considérablement réduite par un accident, lorsqu'il fut atteint à l'œil gauche par un coup de pierre. Il y avait, quand il me vint, de la douleur sus-orbitaire, de la photophobie, un gonflement considérable de la conjonctive, et la perforation de la cornée était imminente, les moyens les plus énergiques, employés à l'Hôtel-Dieu de Nantes chez ce malheureux, pendant près d'un mois, n'ayant eu aucun succès. — Après avoir réduit la maladie à l'état d'une tache blanche indélébile, voyant qu'elle couvrait exactement la pupille, j'ai tenté la distension permanente à la partie externe et sur la ligne horizontale des pupilles naturelles. La cornée étant extrêmement dure dans son bord, ma section s'est faite en biseau. — Je désirais seulement déplacer à moitié la pupille, afin de lui laisser une grande contractilité; par suite, je devais donner naissance à une très-petite hernie. Pour cela, il fallait emporter un petit lambeau à la cornée avec l'emporte-pièce. Je pratiquai donc une très-minime section, qui ne dépassa guère le biseau du lambeau supérieur. Une fois faite, elle me parut trop petite, et je l'agrandis sans peine de très-peu de chose avec mon instrument, ce qui eût été à peu près impossible avec des ciseaux. Mais, par un hasard singulier, j'ai coupé en même temps un morceau du bord libre de l'iris, dont la surface était au plus d'un millimètre carré. La hernie s'est produite sous l'influence de la belladone. Tout s'est parfaitement passé; il n'y a eu ni douleur, ni inflammation. La pupille s'est plutôt déplacée qu'elle n'a changé de forme, et Malin, à peine opéré depuis cinq jours seulement, voyait très-bien, c'est-à-dire assez pour lire le *Petit Romain* et reprendre son ancien métier de tailleur de pierre. Cette opération a présenté de bien plus grandes difficultés que celles que nous avions pratiquées antérieurement, par cette raison qu'il est assez difficile de faire éprouver à la cornée une perte de substance peu considérable, tandis qu'il est au contraire très-aisé d'enlever un lambeau semi-lunaire volumineux. Chez Malin, l'iris présentait, depuis son accident, une synéchie postérieure, qui s'est modifiée depuis l'opération, de telle sorte qu'à part le déplacement de la pupille et la hernie, cet organe serait actuellement dans sa position naturelle. Nous avions pour aide, dans cette opération, M. Cocheski, émigré polonais, interne à l'Hôtel-Dieu de Nantes, qui sera un jour un praticien de mérite. Cette fois, comme dans bien d'autres circonstances, nous avons eu à nous louer de son intelligence et de son adresse.

Décrire maintenant l'emporte-pièce dont nous donnons le dessin, ou multiplier nos exemples, ce serait abuser de la complaisance de nos lecteurs et faire peu d'honneur à leur intelligence. Qu'ils nous permettent seulement de leur recommander de nouveau, en terminant notre opération comme plus facile et plus avantageuse que celle de la pupille artificielle pour tous les cas auxquels elle convient.

La distension de la pupille artificielle peut encore être employée avec succès dans quelques cas spéciaux de cataracte; nous en fournirons des exemples dans un autre mémoire.

NANTES, IMPRIMERIE DE CAMILLE MELLINET. — 32,482.

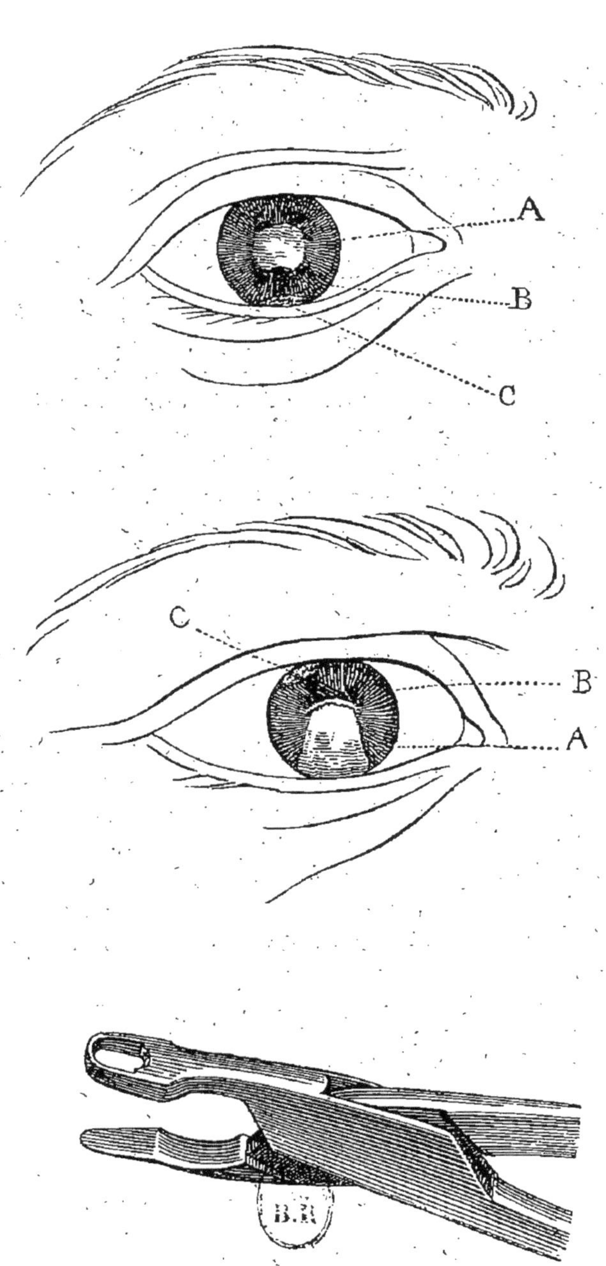
A
B
C
C
B
A
B.R

EXPLICATION DE LA PLANCHE.

Le premier œil est celui de Hallié.
Le second œil est celui de Leroi.
Au-dessous se trouve l'emporte-pièce.

A Tache indélébile qui empêchait la vision.
B Pupille produite par la distension de la pupille naturelle.
C Hernie de l'iris.

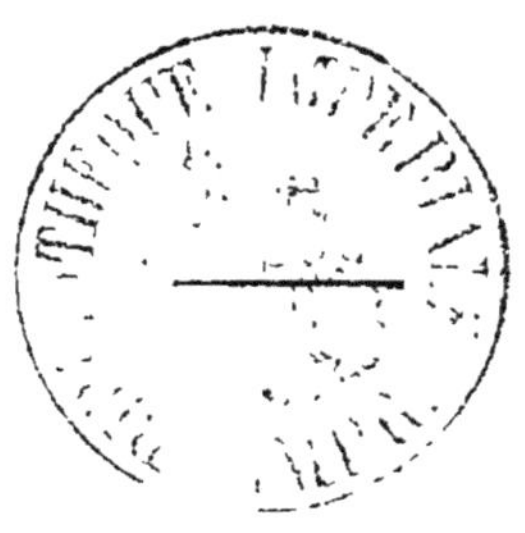